GW01406657

Libro De Cocina De La Freidora De Aire Simple

Guía Para Principiantes Para Cocinar Deliciosas Recetas Cotidianas Con La Freidora De Aire Para Obtener Comidas Rápidas Y Sabrosas Para Usted Y Su Familia

Lisa Cameron - Marcela Crespo

© Copyright 2021 - Lisa Cameron - Todos los derechos reservados.

El contenido de este libro no puede ser reproducido, duplicado o transmitido sin el permiso directo por escrito del autor o el editor.

Bajo ninguna circunstancia se llevará a cabo ninguna culpa o responsabilidad legal contra el editor, o autor, por cualquier daño, reparación o pérdida monetaria debido a la información contenida en este libro. Ya sea directa o indirectamente.

Aviso Legal:

Este libro está protegido por derechos de autor. Este libro es sólo para uso personal. Usted no puede modificar, distribuir, vender, usar, citar o parafrasear cualquier parte, o el contenido de este libro, sin el consentimiento del autor o editor.

Aviso de descargo de responsabilidad:

Tenga en cuenta que la información contenida en este documento es solo para fines educativos y de entretenimiento. Se ha realizado todo lo posible para presentar información precisa, actualizada y fiable y completa. No se declaran ni implican garantías de ningún tipo. Los lectores reconocen que el autor no está participando en la prestación de asesoramiento legal, financiero, médico o profesional. El contenido de este libro se ha derivado de varias fuentes. Por favor, consulte a un profesional con licencia antes de intentar cualquier técnica descrita en este libro.

Al leer este documento, el lector acepta que bajo ninguna circunstancia el autor es responsable de las pérdidas, directas o indirectas, en las que se incurra como resultado del uso de la información contenida en este documento, incluidos, entre otros, errores, omisiones o inexactitudes.

Tabla de contenido

Introducción

Felicitaciones por comprar su copia de **Libro De Cocina De La Freidora De Aire Simple: Guía Para Principiantes Para Cocinar Deliciosas Recetas Cotidianas Con La Freidora De Aire Para Obtener Comidas Rápidas Y Sabrosas Para Usted Y Su Familia**, y gracias porhacerlo.

Me alegro de que haya elegido aprovechar esta oportunidad para dar la bienvenida a la dieta de la freidora de aire en su vida. Estoy seguro de que este libro le ayudará a encontrar toda la información y las herramientas que necesita para integrar mejor el plan de dieta de freidora de aire con sus hábitos.

Además, pensé en compartir con ustedes algunas ideas deliciosas y recetas para todos los gustos y lo mejor de su dieta baja en carbohidratos que espero que disfrute.

Encontrarás cientos de ideas fáciles de hacer que se adaptarán mejor a tu situación o necesidades del momento, con todos los tiempos de preparación, tamaños de porciones y una lista de todos los valores nutricionales que necesitarás.

desayuno

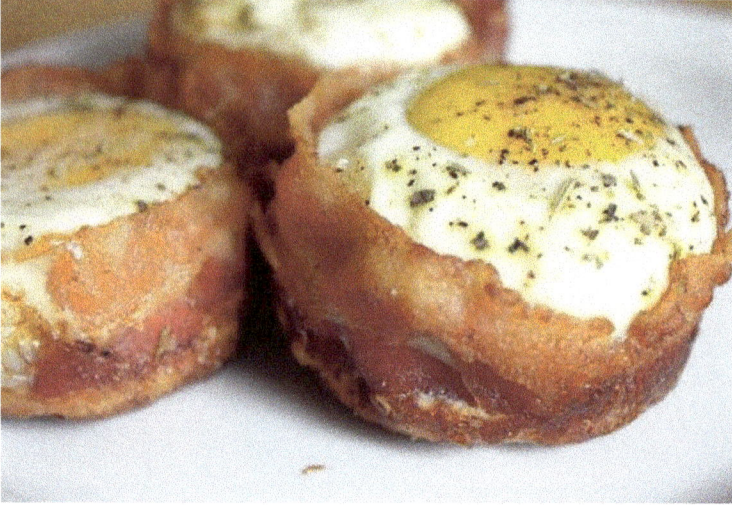

Tortilla ham con estilo

Tiempo de preparación: 10 minutos Tiempo de cocción: 30 minutos Porciones: 2

ingredientes:

• 4 tomates pequeños, picados

• 4 huevos

• 2 lonchas de jamón

• 1 cebolla, picada

• 2 cucharadas de queso cheddar

• Sal y pimienta negra, al gusto

Indicaciones:

1. Precaliente la freidora de aire a 390 o F y engrase una sartén de freidora de aire. 2. Coloque los tomates en la sartén de aire y cocine durante unos 10 minutos.

3. Calentar una sartén antiadherente a fuego medio y añadir la cebolla y el jamón.

4. Saltear durante unos 5 minutos y transferir a la freidora de aire.

5. Batir juntos los huevos, la sal y la pimienta negra en un bol y verter en la sartén de la freidora de aire.

6. Fije la freidora de aire a 335 o F y cocine durante unos 15 minutos.

7. Despaque y sirva caliente.

nutrición:

Calorías: 255, Grasa: 13.9g,

Carbohidratos: 14.1g, Azúcar: 7.8g,

Proteína: 19.7g, Sodio: 543mg

Buñuelos de calabacín

Tiempo de preparación: 15 minutos

Tiempo de cocción: 7 minutos

Porciones: 4

ingredientes:

- 101/2 onzas de calabacín, rallado y exprimido

- 7 onzas de queso Halloumi

- 1/4 taza de harina multiusos

- 2 huevos

- 1 cucharadita de eneldo fresco, picado

- Sal y pimienta negra, al gusto

Indicaciones:

1. Precalentar la freidora de aire a 360 o F y engrasar un plato de hornear.

2. Mezclar todos los ingredientes en un bol grande.

3. Hacer pequeños buñuelos de esta mezcla y colocarlos en el plato de hornear preparado.

4. Transferir el plato en la cesta de la freidora de aire y cocinar durante unos 7 minutos.

5. Despaque y sirva caliente.

nutrición:

Calorías: 250, Grasa: 17.2g, Carbohidratos: 10g, Azúcar: 2.7g, Proteína: 15.2g, Sodio: 330mg

Tortilla cursi esponjosa

Tiempo de preparación: 10 minutos

Tiempo de cocción: 15 minutos

Porciones: 2

ingredientes:

- 4 huevos

- 1 cebolla grande, en rodajas

- 1/8 taza de queso cheddar, rallado

- 1/8 taza de queso mozzarella, rallado

- Spray de cocina

- 1/4 cucharadita de salsa de soja

- Pimienta negra recién molida, al gusto

Indicaciones:

1. Precaliente la freidora de aire a 360 o F y engrase una sartén con spray de cocción.

2. Batir juntos los huevos, la salsa de soja y la pimienta negra en un bol.

3. Colocar las cebollas en la sartén y cocinar durante unos 10 minutos.

4. Vierta la mezcla de huevos sobre rodajas de cebolla y rebasquee uniformemente con queso.

5. Cocine durante unos 5 minutos más y sirva.

nutrición:

Calorías: 216, Grasa: 13.8g, Carbohidratos: 7.9g, Azúcar: 3.9g, Proteína: 15.5g, Sodio: 251mg

Quiché sin corteza

Tiempo de preparación: 5 minutos Tiempo de cocción: 30 minutos Porciones: 2

ingredientes:

• 4 huevos

• . taza de cebolla picada

• . taza de tomates, picados

• . taza de leche

• 1 taza de queso Gouda, rallado

• Sal, al gusto

Indicaciones:

1. Precaliente la freidora de aire a 340 o F y engrase 2 ramekins ligeramente.

2. Mezclar todos los ingredientes en un ramekin hasta que estén bien combinados.

3. Colocar en la freidora de aire y cocinar durante unos 30 minutos.

4. Despaque y sirva.

nutrición:

Calorías: 348, Grasa: 23.8g, Carbohidratos:

7.9g, Azúcar: 6.3g, Proteína: 26.1g, Sodio: 642mg

Pan de calabaza y yogur

Tiempo de preparación: 10 minutos

Tiempo de cocción: 15 minutos

Porciones: 4

ingredientes:

- 2 huevos grandes

- 8 cucharadas de puré de calabaza

- 6 cucharadas de harina de plátano

- 4 cucharadas de yogur griego natural

- 6 cucharadas de avena

- 4 cucharadas de miel

- 2 cucharadas de esencia de vainilla

- Pizca de nuez moscada molida

Indicaciones:

1. Precaliente la freidora de aire a 360 o F y engrase una sartén de pan.

2. Mezclar todos los ingredientes excepto la avena en un bol y batir con la batidora de mano hasta que quede suave.

3. Añadir la avena y mezclar hasta que esté bien combinada.

4. Transferir la mezcla en la sartén preparada y colocar en la freidora de aire.

5. Cocine durante unos 15 minutos y retire de la freidora de aire.

6. Coloque en un estante de alambre para enfriar y cortar el pan en rebanadas de tamaño deseado para servir.

nutrición:

01. Calorías: 212, Grasa: 3.4g, Carbohidratos: 36g, Azúcar: 20.5g, Proteína: 6.6g, Sodio: 49mg

Rosti de patata crujiente

Tiempo de preparación: 10 minutos Tiempo de cocción: 15 minutos Porciones: 2

ingredientes:

• patatas russet de libra, peladas y ralladas a grandes rasgos

• 1 cucharada de cebolleta, picada finamente

• 2 cucharadas de chalotes, picados

• 1/8 taza de queso cheddar

• 3.5 onzas de salmón ahumado, cortado en rodajas

• 2 cucharadas de crema agria

• 1 cucharada de aceite de oliva

• Sal y pimienta negra, al gusto

Indicaciones:

1. Precaliente la freidora de aire a 365 o F y engrase una sartén de pizza con el aceite de oliva.

2. Mezclar patatas, chalotes, cebolletas, queso, sal y pimienta negra en un bol grande hasta que estén bien combinados.

3. Transferir la mezcla de patatas en la bandeja de pizza preparada y colocar en la cesta de la freidora de aire.

4. Cocine durante unos 15 minutos y salga en bandeja.

5. Cortar el rosti de patata en cuñas y rematar con rodajas de salmón ahumado y crema agria para servir.

nutrición:

Calorías: 327, Grasa: 20.2g, Carbohidratos: 23.3g, Azúcar: 2.8g, Proteína: 15.3g, Sodio: 316mg

principal

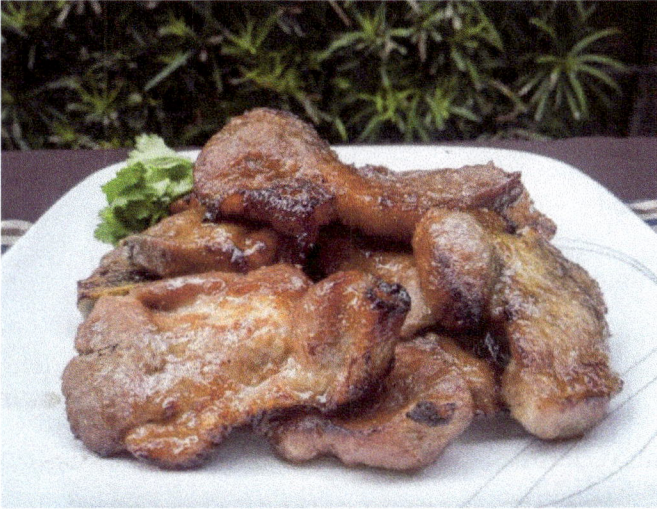

Mordeduras de pollo de albahaca

Tiempo de preparación: 30 minutos

Porciones: 4

ingredientes:

- 1 1/2 lb. pechugas de pollo, sin piel; deshuesados y en cubos

- 1/2 taza de caldo de pollo

- 1/2 cucharadita de albahaca; seco

- 2 cucharaditas de pimentón ahumado

- Sal y pimienta negra al gusto.

Indicaciones:

1. En una sartén que se ajuste a la freidora de aire, combine todos los ingredientes, lase, introduzca la sartén en la freidora y cocine a 390 ° F durante 25 minutos

2. Dividir entre platos y servir para el almuerzo con ensalada de acompañamiento.

Nutrición: Calorías: 223; Grasa: 12g; Fibra: 2g; Carbohidratos: 5g; Proteína: 13g

Tazones de berenjena de queso

Tiempo de preparación: 30 minutos

Porciones: 4

ingredientes:

- 1 taza de mozzarella; rallado

- 1 taza de puré de tomate

- 2 tazas de berenjenas; Cubed

- 1 cucharadita de aceite de oliva

Indicaciones:

1. En la sartén que se ajuste a la freidora de aire, combine todos los ingredientes excepto la mozzarella y el toss.

2. Espolvoree el queso en la parte superior, introduzca la sartén en la máquina y cocine a 390 ° F durante 15 minutos. Dividir entre platos y servir

Nutrición: Calorías: 220; Grasa: 9g; Fibra: 2g; Carbohidratos: 6g; Proteína: 9g

Guiso de pavo y champiñones

Tiempo de preparación: 30 minutos

Porciones: 4

ingredientes:

- 1/2 lb. setas marrones; Rebanado

- 1 pechuga de pavo, sin piel, sin hueso; en cubos y dorados

- 1/4 taza de salsa de tomate

- 1 cucharada de perejil; picado.

- Sal y pimienta negra al gusto.

Indicaciones:

1. En una sartén que se ajuste a su freidora de aire, mezcle el pavo con las setas, la sal, la pimienta y la salsa de tomate, lases, introduzca en la freidora y cocine a 350 ° F durante 25 minutos

2. Dividir en cuencos y servir para el almuerzo con perejil espolvoreado en la parte superior.

Nutrición: Calorías: 220; Grasa: 12g; Fibra: 2g; Carbohidratos: 5g; Proteína: 12g

Tomate y Aguacate

Tiempo de preparación: 8 minutos Porciones: 4

ingredientes:

- tomates cherry; reducidos a la mitad

- 2 aguacates, deshuesados; pelados y en cubos

- 1. taza de lechuga; rasgada

- 1/3 taza de crema de coco

- Una pizca de sal y pimienta negra

- Spray de cocina

Indicaciones:

1. Engrasar la freidora de aire con spray de cocción, combinar los tomates con aguacates, sal, pimienta y la crema y cocinar a 350 ° F durante 5 minutos agitando una vez

2. En a salad bowl, mezclar la lechuga con los tomates y el aguacate mezclar, lanzar y servir

nutrición:

Calorías: 226; Grasa: 12g; Fibra: 2g; Carbohidratos: 4g; Proteína: 8g

Muslos de pollo mostaza

Tiempo de Preparación: 35 minutos Porciones: 4 Ingredientes:

- 1. lb. muslos de pollo, deshuesado

- 2 cucharadas de mostaza de Dijon

- Spray de cocina

- Una pizca de sal y pimienta negra

Indicaciones:

1. Tome un tazón y mezcle los muslos de pollo con todos los demás ingredientes y el toss.

2. Ponga el pollo en la cesta de su freidora de aire y cocine a 370 ° F durante 30 minutos agitando a mitad de camino. servir

nutrición:

Calorías: 253; Grasa: 17g; Fibra: 3g; Carbohidratos: 6g; Proteína: 12g

Cerdo oStew

Tiempo de preparación: 35 minutos

Porciones: 4

ingredientes:

- 2 libras de carne de cerdo guiso; Cubed

- 1 berenjena; Cubed

- 1/2 taza de caldo de carne de res

- 2 calabacines; Cubed

- 1/2 cucharadita de pimentón ahumado

- Sal y pimienta negra al gusto.

- Un puñado de cilantro; picado.

Indicaciones:

1. En una sartén que se ajuste a su freidora de aire, mezcle todos los ingredientes, la laduzque, introduzca en su freidora de aire y cocine a 370 ° F durante 30 minutos

2. Dividir en cuencos y servir de inmediato.

Nutrición: Calorías: 245; Grasa: 12g; Fibra: 2g; Carbohidratos: 5g; Proteína: 14g

Lados

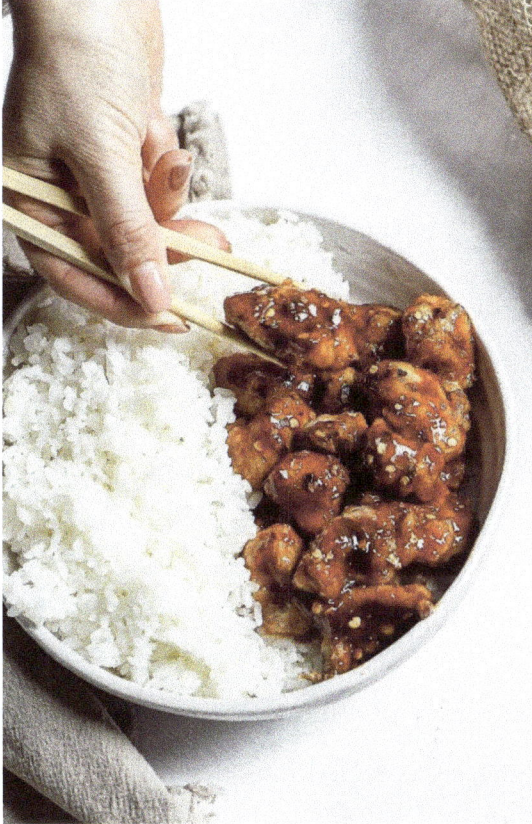

Guisantes menta

Tiempo de preparación: 5 minutos Tiempo de cocción: 12 minutos Porciones: 4

ingredientes:

• Guisantes frescos de 1 libra

• 1 cebolla verde, en rodajas

• 1 cucharada de menta, picada

• . taza de stock de verduras

• 1 cucharada de mantequilla, derretida

• Sal y pimienta negra al gusto

Indicaciones:

1. Coloque todos los ingredientes en una sartén que se adapte a su freidora de aire y mezcle bien.

2. Ponga la sartén en la freidora de aire y cocine a 370 grados F durante 12 minutos.

3. Dividir entre platos y servir.

Nutrición: calorías 151, grasa 2, fibra 6, carbohidratos 9, proteína 5

Mezcla de frijoles Fava

Tiempo de preparación: 10 minutos Tiempo de cocción: 15 minutos Porciones: 4

ingredientes:

- 3 libras de frijoles fava, descascarados
- 1 cucharadita de aceite de oliva
- Sal y pimienta negra al gusto
- Tocino de 4 onzas, cocido y desmenuzado
- . taza de vino blanco
- 1 cucharada de perejil, picado

Indicaciones:

1. Coloque todos los ingredientes en una sartén que se adapte a su freidora de aire y mezcle bien.

2. Ponga la sartén en la freidora de aire y cocine a 380 grados F durante 15 minutos.

3. Dividir entre platos y servir como guarnición.

Nutrición: calorías 141, grasa 3, fibra 2, carbohidratos 12, proteína 3

Mezcla simple de repollo

Tiempo de preparación: 10 minutos Tiempo de cocción: 15 minutos Porciones: 4

ingredientes:

- 4 dientes de ajo, picados

- . taza de cebolla roja, picada

- 1 cucharada de aceite de oliva

- 6 tazas de repollo rojo, triturado

- 1 cucharada de vinagre balsámico

- 3 cucharadas de puré de manzana

- Sal y pimienta negra al gusto

Indicaciones:

1. Caliente el aceite en una sartén que se ajuste a su freidora de aire a fuego medio-alto. Agregue las cebollas y el ajo, revuelva y cocine durante 1- 2 minutos.

2. Agregue la col, el vinagre, el puré de manzana, la sal y la pimienta, y la lata.

3. Coloque la sartén en la freidora de aire y cocine a 380 grados F durante 12 minutos.

4. Divida la mezcla de repollo entre platos y sirva como guarnición.

Nutrición: calorías 151, grasa 4, fibra 4, carbohidratos 12, proteína 3

Puré de chirivía

Tiempo de preparación: 10 minutosCooki ng tiempo: 15 minutos Porciones: 4

ingredientes:

- 4 chirivías, peladas y picadas

- Sal y pimienta negra al gusto

- 1 cebolla amarilla, picada

- . taza de crema agria

- . caldo de pollo de taza, calentado

Indicaciones:

1. En una sartén que se ajuste a su freidora de aire, coloque todos los ingredientes excepto la crema agria; revuelva bien.

2. Coloque la sartén en la freidora de aire y cocine a 370 grados F durante 15 minutos.

3. Puré de la mezcla de chirivía, añadiendo la crema agria; revuelva bien de nuevo.

4. Dividir entre platos y servir como guarnición.

nutrición:

Calorías 151, grasa 3, fibra 6, carbohidratos 11, proteína 4

Puré de coliflor

Tiempo de preparación: 5 minutos Tiempo de cocción: 10 minutos Porciones: 4

ingredientes:

• 1 coliflor, flores separadas

y al vapor

• Sal y pimienta negra al gusto

• . taza de stock de verduras, calentado

• . cucharadita de polvo de cúrcuma

• 1 cucharada de mantequilla

• 3 cebollas de primavera, picadas

Indicaciones:

1. En una sartén que se ajuste a su freidora de aire, mezcle la coliflor con el caldo, la sal, la pimienta y la cúrcuma; luego revuelva bien.

2. Coloque la sartén en la freidora y cocine a 360 grados F durante 10 minutos.

3. Triturar la mezcla de coliflor usando un puré de patatas, añadiendo la mantequilla y las cebollas de primavera.

4. Revuelva, divida entre platos y sirva.

nutrición:

Calorías 140, grasa 2, fibra 6, carbohidratos 15, proteína 4

marisco

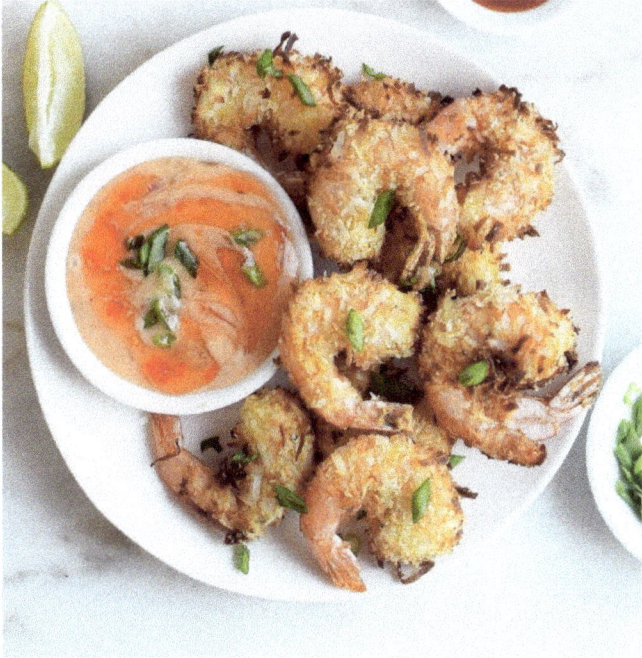

Camarones rápidos y fáciles

Tiempo de preparación: 10 minutos Tiempo de cocción: 5 minutos Porciones: 2

ingredientes:

- . libra camarón tigre
- 1 cucharada de aceite de oliva
- . cucharadita de condimento de bahía vieja
- . cucharadita de pimentón ahumado
- . cucharadita de pimienta de Cayena
- Sal, al gusto

Indicaciones:

1. Precaliente la freidora de aire a 390 o F y engrase una cesta de freidora de aire.

2. Mezclar todos los ingredientes en un bolo grande hasta que estén bien combinados.

3. Coloque los camarones en la cesta de la freidora de aire y cocine durante unos 5 minutos.

4. Despaque y sirva caliente.

nutrición:

Calorías: 174, Grasa: 8.3g, Carbohidratos: 0.3g, Azúcar: 0g,

Proteína: 23.8g, Sodio: 492mg

Filete de fletán glaseado

Tiempo de preparación: 30 minutos Tiempo de cocción: 11 minutos Porciones: 4

ingredientes:

• Filete de edock de 1 libra

• 1 diente de ajo, picado

• cucharadita de jengibre fresco, rallado finamente

• . taza de salsa de soja baja en sodio

• . taza de zumo de naranja fresco

• 2 cucharadas de jugo de lima

• . taza de vino para cocinar

• . taza de azúcar

• cucharadita de copos de pimiento rojo triturados

Indicaciones:

1. Precaliente la freidora de aire a 390 o F y engrase una cesta de freidora de aire.

2. Poner todos los ingredientes excepto el filete de edock en una sartén y traer

a ebullición.

3. Cocine durante unos 4 minutos, removiendo continuamente y retirar del fuego.

4. Poner el filete de edock y la mitad del adobo en una bolsa reseable y agitar bien.

5. Refrigerar durante aproximadamente 1 hora y reservar el adobo restante.

6. Coloque el filete de edock en la cesta de la freidora air y cocine durante unos 11 minutos.

7. Recubrir con el esmalte restante y servir caliente.

nutrición:

Calorías: 219, Grasas: 1.1g, Carbohidratos:

17.9g, Azúcar: 16.2g, Proteínas: 29.7g, Sodio: 1861mg

Salmón al vapor con salsa de eneldo

Tiempo de preparación: 15 minutos Tiempo de cocción: 11 minutos Porciones: 2

ingredientes:

• 1 taza de agua

• Filetes de 2, 6 ouncesalmon

• . taza de yogur griego

• 2 cucharadas de eneldo fresco, picado

y dividido

• 2 cucharaditas de aceite de oliva

• Sal, al gusto

• . taza de crema agria

Indicaciones:

1. Precaliente la freidora de aire a 285 o F y engrase una cesta de freidora de aire.

2. Coloque el agua en la parte inferior de la sartén de la freidora de aire.

3. Recubre el salmón con aceite de oliva y sazonar con una pizca de sal.

4. Organice el salmón en la freidora air y cocine durante unos 11 minutos.

5. Mientras tanto, mezcle los ingredientes restantes en un tazón para hacer salsa de eneldo.

6. Servir el salmón con salsa de eneldo.

nutrición:

Calorías: 224, Grasa: 14.4g, Carbohidratos: 3.6g, Azúcar: 1.5g, Proteína: 21.2g, Sodio: 108mg

Deliciosos langostinos y batatas

Tiempo de preparación: 20 minutos Tiempo de cocción: 20 minutos Porciones: 4

ingredientes:

- 1 chalote, picado

- 1 ají rojo, sembrado y picado finamente

- 12 langostinos rey, pelados y desveinados

- 5 batatas grandes, peladas y cortadas en rodajas

- 4 tallos de hierba de limón

- 2 cucharadas de romero seco

- 1/3 taza de aceite de oliva, dividido

- 4 dientes de ajo, picados

- Pimentón ahumado, al gusto

- 1 cucharada de miel

Indicaciones:

1. Precaliente la freidora de aire a 355 o F y rallar una cesta de freidora de aire.

2. Mezclar . taza del aceite de oliva, chalote, ají rojo, ajo y pimentón en un bol.

3. Añadir los langostinos y recubrir uniformemente con la mezcla.

4. Enhebrar los langostinos en tallos de hierba de limón y refrigerar para marinar durante aproximadamente 3 horas.

5. Mezclar boniatos, miel androsemary en un bol y lanzar para recubrir bien.

6. Organice las patatas en la cesta de la freidora air y cocine durante unos 15

acta.

7. Retire las batatas del Aire 8. Coloque los langostinos en la cesta de la freidora air y cocine durante unos 5 minutos.

9. Servir en un bol y servir con batatas.

nutrición:

Calorías: 285, Grasas: 3.8g, Carbohidratos: 51.6g, Azúcar: 5.8g, Proteínas: 10.5g, Sodio: 235mg

Apetitosas empanadas de atún

Tiempo de preparación: 15 minutos Tiempo de cocción: 10 minutos Porciones: 6

ingredientes:

- Atún de 2, 6 onzas, escurrido

- taza panko migas de panko

- 1 huevo

- 2 cucharadas de perejil fresco, picado

- 2 cucharaditas de mostaza dijon dash de salsa tabasco

- 1 cucharada de jugo de limón fresco

- 1 cucharada de aceite de oliva

Indicaciones:

1. Precaliente la freidora de aire a 355 o F y forme una bandeja de hornear con papel de aluminio.

2. Mezclar todos los ingredientes en un bol grande hasta que estén bien combinados.

3. Hacer empanadas de igual tamaño de la mezcla y refrigerar durante la noche.

4. Coloque las empanadas en la bandeja de hornear y transferir a una cesta de freidora de aire.

5. Cocine durante unos 10 minutos y salga a servir caliente.

nutrición:

Calorías: 130, Grasa: 6.2g, Carbohidratos: 5.1g, Azúcar: 0.5g, Proteína: 13g, Sodio: 94mg

Salmón nutritivo y empanadas vegetarianas

Tiempo de preparación: 15 minutos Tiempo de cocción: 7 minutos Porciones: 6

ingredientes:

- 3 patatas grandes, hervidas y despaladas

- Filete de 1, 6 onzas demon

- 1 huevo

- taza de verduras congeladas, deshuesadas y escurridas

- 1 taza de migas de pan

- 2 cucharadas de perejil seco, picado

- 1 cucharadita de eneldo seco, picado

- Sal y pimienta recién molida, al gusto

- . taza de aceite de oliva

Indicaciones:

1. Precaliente la freidora de aire a 355 o F y forme una sartén con papel de aluminio.

2. Coloque el salmón en la cesta de la freidora de aire y cocine durante unos 5 minutos.

3. Repartir el salmón en un bol grande y escamas con un tenedor.

4. Mezclar patatas, huevo, parboiledvegetables, perejil, eneldo, sal y peper negro hasta que se combinen bien.

5. Hacer 6 empanadas de igual tamaño de la mezcla y cubrir las empanadas uniformemente con migas de pan.

6. Rocíe con el aceite de oliva y coloque las empanadas en la sartén.

7. Transferir a la cesta de la freidora de aire y cocinar durante unos 12 minutos, volteando una vez en el medio.

nutrición:

Calorías: 334, Grasa: 12.1g, Carbohidratos: 45.1g, Azúcar: 4g, Proteína: 12.6g, Sodio: 175mg

ave de corral

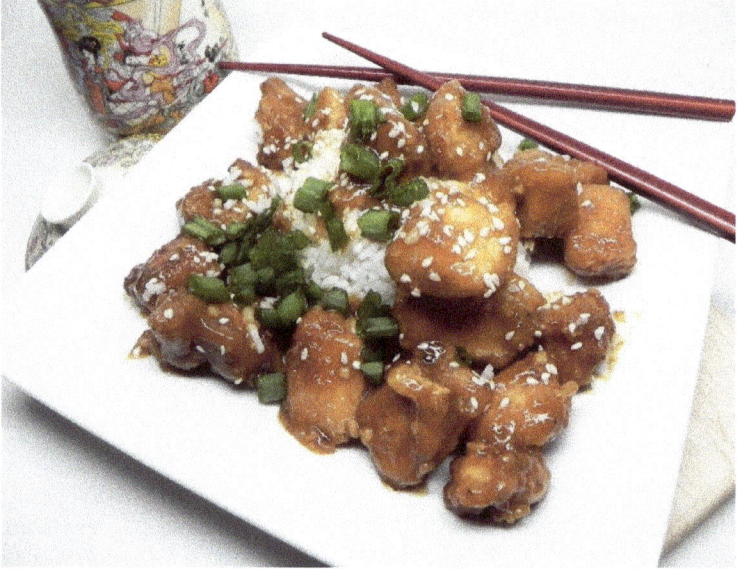

Rápida y fácil su receta de pollo en la cama

Tiempo de preparación: 70 Minutos Porciones: 4

ingredientes:

- pollo entero-1

- ajo en polvo-1 cucharadita.

- cucharadita de cebolla en polvo-1.

- Rosemary-1 cucharadita seca.

- Tomillo seco-1/2 cucharadita.

- jugo de limón-1 cucharada.

- Sal y pimienta negra al gusto

- aceite de oliva-2 cucharadas.

Indicaciones:

1. Comience picando el pollo con sal y pimienta, frote con tomillo, romero, ajo en polvo y cebolla en polvo, frote con jugo de limón y aceite de oliva y déjelo a un lado durante 30 minutos.

2. Ponga el pollo en su freidora de aire y cocine a 360 ° F, durante 20 minutos a cada lado.

3. Apartar el pollo para refrescarse.

4. Talla tu pollo y sirve caliente.

nutrición:

Calorías: 390; Fibra: 5; Grasa: 10; Carbohidratos: 22; Proteína: 20

Pavo criollo con pimientos

Tiempo de preparación: 35 minutos Porciones: 4

Nutrición: 426 Calorías; 15.4g De grasa; 12.4g Carbohidratos;

51g Proteína; 6.1g Azúcares

ingredientes

- Muslos de pavo de 2 libras, sin piel y sin hueso

- 1 cebolla roja, en rodajas

- 2 pimientos, deveined y rebanados

- 1 pimiento habanero, deveinado y picado

- 1 zanahoria, en rodajas

- 1 cucharada de condimento criollo mezcla

- 1 cucharada de salsa de pescado

- 2 tazas de caldo de pollo

Indicaciones

1. Precaliente su freidora de aire a 360 grados F. Ahora, espolvorear la parte inferior y los lados del plato de cazuela con un spray de cocción antiadherente.

2. Coloque los muslos de pavo en el plato de cazuela. Agregue la cebolla, la pimienta y la zanahoria. Espolvorear con condimento criollo.

3. Después, añadir la salsa de pescado y el caldo de pollo. Cocine en la freidora de aire precalentada durante 30 minutos. Servir caliente y disfrutar!

Receta de pollo y espárragos salteados

Tiempo de preparación: 30 minutos Porciones: 4

ingredientes:

• espárragos spears-8

• Molido comino-1 cucharadita.

• alitas de pollo en dos-8

• Romero picado -1 cucharada.

• Sal y pimienta negra al gusto

Indicaciones:

1. En primer lugar, secan las alitas de pollo en ese momento con sal, comino, pimienta y romero

2. Introduzca su pollo preparado en el cajón de su freidora de aire y cocine a 360 ° F, durante 20 minutos.

3. Por otro lado, precalentar a recipiente para sobre el calor medio, incorporar espárragos en ese punto incluir agua, extender el plato y permitir al vapor durante a par de minutos;

4. Transferir la mezcla a a tazón cargado con hielo w r, canal y punto onp lates.

5. Servir sus alitas de pollo junto withyour espárragos.

nutrición:

Calorías: 270; Grasa: 8; Fibra: 12; Proteína: 22; Carbohidratos:24;

Envolturas de pollo y pimienta de maní

Tiempo de preparación: 25 minutos

Porciones: 4

Nutrición: 529 Calorías; 25.5g De grasa; 31.5g Carbohidratos; 40.1g Proteína; 6.8g Azúcares

ingredientes

- 1 1/2 libras de pechuga de pollo, deshuesada y sin piel

- 1/4 taza de mantequilla de maní

- 1 cucharada de aceite de sésamo

- 1 cucharada de salsa de soja

- 2 cucharaditas de vinagre de arroz

- 1 cucharadita de jengibre fresco, pelado y rallado

- 1 cucharadita de ajo fresco, picado

- 1 cucharadita de azúcar moreno

- 2 cucharadas de zumo de limón, recién exprimido

- 4 tortillas

- 1 pimiento, julienned

Indicaciones

1. Comience por precalentar su freidora de aire a 380 grados F.

2. Cocine las pechugas de pollo en la freidora de aire precalentada aproximadamente 6 minutos. Éguelos y cocine 6 minutos adicionales.

3. Mientras tanto, haga la salsa mezclando la mantequilla de maní, el aceite de sésamo, la salsa de soja, el vinagre, el jengibre, el ajo, el azúcar y el jugo de limón.

4. Cortar el pollo transversalmente a través del grano en tiras de 1/4 de pulgada. Lanzar el pollo en la salsa.

5. Disminuir la temperatura a 390 grados F. Cuchara el pollo y la salsa en cada tortilla; añadir pimientos y envolverlos firmemente.

6. Llovizna con un spray de cocción antiadherente y hornea unos 7 minutos. Servir caliente.

Receta de pechuga de pollo rellena

Tiempo de preparación: 45 minutos Porciones: 8

ingredientes:

- Wolfberries-10

- Cucharadita de aceite de sésamo-3.

- pollo entero -1

- chiles rojos picados; -2

- ñame en cubos-1

- rodajas de jengibre-4

- salsa de soja-1 cucharadita.

- Sal y pimienta blanca al gusto

Indicaciones:

1. Condimentar el pollo con sal, pimienta y frotar con salsa de soja y aceite de sésamo y cosas con bayas de lobo, bloques de ñame, chiles y jengibre.

2. Precaliente su freidora de aire a una temperatura de 400 ° F

3. Introduce tu pollo preparado ensu aire y cocina durante 20 minutos

4. Vuelva a poner su freidora de aire a otra temperatura de 360 ° F y cocine el pollo preparado durante 15 minutos.

5. Tallar su pollo está en su forma ideal y después de ese punto, compartir entre platos y servir.

nutrición:

Calorías: 320; Grasa: 12; Proteína: 12 Fibra: 17; Carbohidratos: 22;

Receta de patas de pato crujientes chinas

Tiempo de preparación: 46

ingredientes:

- patas de pato-2

- chiles secos; picados-2

- aceite de oliva-1 cucharada.

- anís-2-estrella

- cebollas de primavera; racimo picado-1

- rodajas de jengibre-4

- salsa de ostras-1 cucharada.

- salsa de soja-1 cucharada. - • aceite de sésamo-1 cucharadita.

- agua-14 onzas- • vino de arroz-1 cucharada.

Indicaciones:

1. Calentar el recipiente con el aceite durante el calor medio-alto, luego introducir guiso, anís estrellado, aceite de sésamo, vino de arroz, jengibre, salsa de mariscos, salsa de soja y agua; mezclar y cocinar durante 6 minutos.

2. Incluir cebollas de primavera y patas de pato, lanzar a la capa,

3. Mueva la mezcla a un plato que se adapte a su freidora de aire y ponga en su freidora de aire y cocine a 370 ° F, durante 30 minutos.

4. Compartir la cena entre platos y servir.

nutrición:

Calorías: 300; Grasa: 12; Fibra: 12; Carbohidratos: 26;

carne

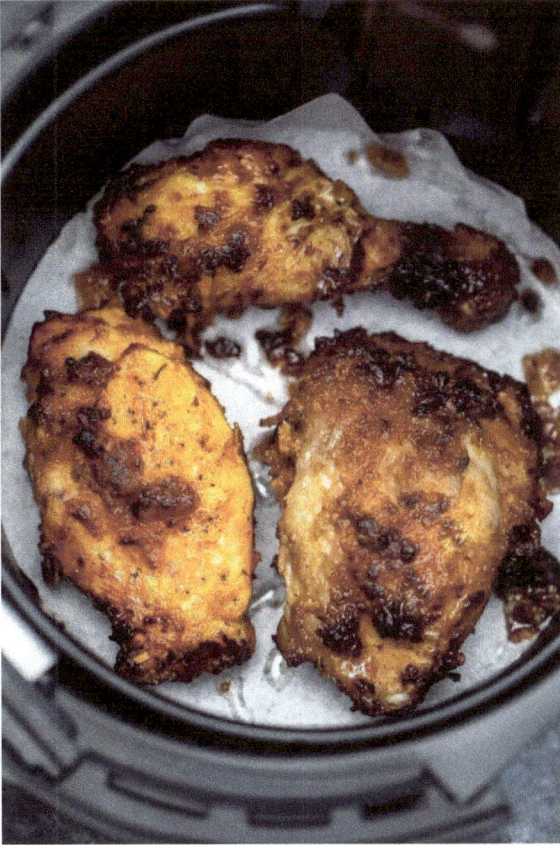

Pastel de carne de res

Tiempo de preparación: 30 minutos Porciones: 4

ingredientes:

- 1 lb de carne de res, molida

- 1 huevo, batido

- 1 cebolla amarilla; picada

- 1 cucharada de orégano picado

- 3 cucharadas de harina de almendras

- 1 cucharada de perejil picado

- Spray de cocina

- Sal y pimienta negra al gusto.

1. Tome un bol y mezcle todos los ingredientes excepto el spray de cocción, revuelva bien y ponga en una sartén que se ajuste a la freidora de aire

2. Ponga la sartén en la freidora y cocine a 390 ° F durante 25 minutos. Cortar y servir.

Nutrición: Calorías: 284; Grasa: 14g; Fibra: 3g; Carbohidratos: 6g; Proteína: 18g

Ensalada de chuleta de cerdo

Tiempo de preparación: 23 minutos Porciones: 2

ingredientes:

- 2, chuletas de cerdo de 4 onzas; picadas en cubos de 1 pulgada

- . taza de queso monterey jack rallado

- 1 aguacate mediano; pelado, deshuesado y cortado en dados

- . taza de aderezo de rancho lleno de grasa

- 4 tazas de romaine picado

- 1 tomate roma mediano; en dados

- 1 cucharada de cilantro picado

- 1 cucharada de aceite de coco

- cucharadita de ajo en polvo.

- cucharadita de cebolla en polvo.

- 2 cucharaditas de chile en polvo

- 1 cucharadita de pimentón

Indicaciones:

1. Tome a tazón grande, llovizna aceite de coco sobre carne de cerdo. Espolvoree con chile en polvo, pimentón, polvo de ajo y carne de cerdo de cebolla en la cesta de la freidora de aire.

2. Ajuste la temperatura a 400 grados F y ajuste el temporizador durante 8 minutos. La carne de cerdo será dorada y crujiente cuando esté completamente cocinada

3. Tomar un bol grande, colocar romaine, tomate y carne de cerdo crujiente. Tapa con queso rallado y aguacate. Vierta el aderezo del rancho alrededor del tazón y ladre la ensalada para cubrir uniformemente. Tapa con cilantro. Servir inmediatamente.

Nutrición: Calorías: 526; Proteína: 34.4g; Fibra: 8.6g; Grasa: 37.0g; Carbohidratos: 13.8g

Chuletas de cordero asadas

Tiempo de Preparación: 29 minutos Porciones: 6 Ingredientes:

- 12 chuletas de cordero

- 1 ají verde; picado

- 1 diente de ajo; picado

- . taza de cilantro; picado

- 3 cucharadas de aceite de oliva

- Jugo de 1 lima

- Una pizca de sal y pimienta negra

Indicaciones:

1. Tomar a bol y mezclar las chuletas de cordero con el resto de los ingredientes y frotar bien.

2. Ponga las chuletas en la cesta de su freidora de aire y cocine a 400 ° F durante 12 minutos en cada lado. Dividir entre platos y servir

Nutrición: Calorías: 284; Grasa: 10g; Fibra: 3g; Carbohidratos: 6g; Proteína: 16g

Tocino envuelto hot dog.

Tiempo de preparación: 15 minutos Porciones: 4

ingredientes:

• 4 rodajas de tocino sin azúcar.

• 4 perritos calientes de ternera

Indicaciones:

1. Envuelva cada perro caliente con una rebanada de tocino y asegure con palillo de dientes. Lugar en

la cesta de la freidora de aire.

2. Ajuste la temperatura a 370 grados F y ajuste el temporizador durante 10 minutos. Voltee cada perro caliente a la mitad del tiempo de cocción. Cuando esté completamente cocido, el tocino será crujiente. Servir caliente.

Nutrición: Calorías: 197; Proteína: 9.2g; Fibra: 0.0g; Grasa: 15.0g; Carbohidratos: 1.3g

Cebolleta y carne de mostaza

Tiempo de preparación: 25 minutos Porciones: 4

ingredientes:

- 1 . lb. de carne de vacuno; cortada en tiras

- 3 dientes de ajo; picados

- 2 tazas de espinacas bebé

- 4 cucharadas de mostaza

- 2 cucharadas de aceite de coco; derretido

- 2 cucharadas de cebolleta; picadas

- Sal y pimienta negra al gusto.

Indicaciones:

1. En una sartén que se ajuste a la freidora de aire, combine todos los ingredientes.

2. Ponga la sartén en la freidora de aire y cocine a 390 ° F durante 20 minutos. Dividir entre platos y servir

Nutrición: Calorías: 283; Grasa: 14g; Fibra: 2g; Carbohidratos: 6g; Proteína: 19g

Cordero Meatloaf

Tiempo de preparación: 40 minutos Porciones: 4

ingredientes:

- Cordero de 2 lb, tierra

- 4 cebolletas; picadas

- 1 huevo

- Una llovizna de aceite de oliva

- 2 cucharadas de salsa de tomate

- 2 cucharadas de perejil picado

- 2 cucharadas de cilantro; picado

- . cucharadita de canela en polvo

- 1 cucharadita de cilantro, molido

- 1 cucharadita de jugo de limón

- . cucharadita de pimentón caliente

- 1 cucharadita de comino, molido

- Una pizca de sal y pimienta negra

Indicaciones:

1. En a bol, combinar el cordero con el resto de ingredientes excepto el aceite y remover muy bien.

2. Engrasar una sartén de pan que se ajuste a la freidora de aire con el aceite, añadir la mezcla de cordero y dar forma al pastel de carne

3. Ponga la sartén en la freidora de aire y cocine a 380 ° F durante 35 minutos. Cortar y servir

Nutrición: Calorías: 263; Grasa: 12g; Fibra: 3g; Carbohidratos: 6g; Proteína: 15g

HUEVOS Y LÁCTEOS

Huevos mediterráneos con espinacas y tomate

Tiempo de Preparación: 15 minutos Porciones: 2

Nutrición: 274 Calorías; 23.2g De grasa; 5.7g Carbohidratos;

13.7g Proteína; 2.6g Azúcares; 2.6g Fibra

ingredientes

• 2 cucharadas de aceite de oliva, derretido

• 4 huevos, batidos

• 5 onzas de espinacas frescas, picadas

• 1 tomate de tamaño mediano, picado

• 1 cucharadita de jugo de limón fresco

• 1/2 cucharadita de sal gruesa - • 1/2 cucharadita de pimienta negra molida

• 1/2 taza de albahaca fresca, aproximadamente picada

Indicaciones

1. Agregue el aceite de oliva a una sartén de hornear Air Fryer. Asegúrese de inclinar la sartén para extender el aceite uniformemente.

2. Simplemente combine los ingredientes restantes, a excepción de las hojas de albahaca; batir bien hasta que todo esté bien incorporado.

3. Cocine en la freidora de aire precalentada durante 8 a 12 minutos a 280 grados F. Desprenda con hojas de albahaca frescas. Servir caliente con una cucharada de crema agria si se desea

verduras

Espárragos de orégano

Tiempo de preparación: 5 minutos Tiempo de cocción: 8 minutos Porciones: 4

ingredientes:

• Espárragos de 1 libra, recortados

• 2 cucharadas de aceite de aguacate

• Sal y pimienta negra al gusto

• 2 cucharaditas de vinagre balsámico

• 1 cucharada de orégano, picado

Indicaciones:

1. Calentar la freidora de aire a 350 grados F, y mezclar los espárragos con el aceite y los otros ingredientes en la cesta.

2. Cocine durante 8 minutos, divida entre platos y sirva.

Nutrición: calorías 190, grasa 3, fibra 6, carbohidratos 8, proteína 4

Col rizada Salteada

Tiempo de preparación: 10 minutos Tiempo de cocción: 12 minutos Porciones: 4

ingredientes:

- 1 libra de col rizada bebé

- 2 cebolletas, picadas

- 1 cucharada de aceite de oliva

- 2 cucharadas de vinagre balsámico

- . cucharadita de chile en polvo

- 1 cucharadita de cilantro, molido

- Sal y pimienta negra al gusto

Indicaciones:

1. Calentar la freidora de aire con el aceite a 370 grados F, añadir la col rizada, cebolletas y los demás ingredientes, lazo y cocinar durante 12 minutos.

2. Dividir la mezcla entre platos y servir.

Nutrición: calorías 151, grasa 2, fibra 3, carbohidratos 9, proteína 4

Mezcla de remolachas de cebolleta

Tiempo de preparación: 10 minutos Tiempo de cocción: 25 minutos Porciones: 4

ingredientes:

- 4 remolachas, peladas y cortadas en cuñas

- 2 cucharadas de aceite de oliva

- 1 cucharada de cebolleta, picada

- 2 dientes de ajo, picados

- Sal y pimienta negra al gusto

- 1 cucharadita de comino, molido

Indicaciones:

1. En la cesta de su freidora de aire, combine la remolacha con el aceite y los demás ingredientes, eche y cocine a 380 grados F durante 25 minutos.

2. Dividir la mezcla entre platos y servir.

Nutrición: calorías 100, grasa 2, fibra 4, carbohidratos 7, proteína 5

Col rizada Salteada

Tiempo de preparación: 10 minutos Tiempo de cocción: 12 minutos Porciones: 4

ingredientes:

• 1 libra de col rizada bebé

• 2 cebolletas, picadas

• 1 cucharada de aceite de oliva

• 2 cucharadas de vinagre balsámico

• . cucharadita de chile en polvo

• 1 cucharadita de cilantro, molido

• Sal y pimienta negra al gusto

Indicaciones:

1. Calentar la freidora de aire con el aceite a 370 grados F, añadir la col rizada, cebolletas y los demás ingredientes, lazo y cocinar durante 12 minutos.

2. Dividir la mezcla entre platos y servir.

Nutrición: calorías 151, grasa 2, fibra 3, carbohidratos 9, proteína 4

Salteado de espinacas

Tiempo de preparación: 5 minutos Tiempo de cocción: 8 minutos Porciones: 4

ingredientes:

• 2 libras de espinacas bebé

• 1 cucharada de aceite de aguacate

• 1 taza de tomates cherry, reducidos a la mitad

• 4 cebolletas, picadas

• Sal y pimienta negra al gusto

• 1 cucharada de cebolleta, picada

Indicaciones:

1. Calentar la freidora de aire con el aceite a 350 grados F, añadir las espinacas, tomates y los demás ingredientes, tira y cocina durante 8 minutos.

2. Dividir entre platos y servir.

Nutrición: calorías 190, grasa 4, fibra 2, carbohidratos 13, proteína 9

Mezcla de remolachas de cebolleta

Tiempo de preparación: 10 minutos Tiempo de cocción: 25 minutos Porciones: 4

ingredientes:

• 4 remolachas, peladas y cortadas en cuñas

• 2 cucharadas de aceite de oliva

• 1 cucharada de cebolleta, picada

• 2 dientes de ajo, picados

• Sal y pimienta negra al gusto

• 1 cucharadita de comino, molido

Indicaciones:

1. En la cesta de su freidora de aire, combine la remolacha con el aceite y los demás ingredientes, eche y cocine a 380 grados F durante 25 minutos.

2. Dividir la mezcla entre platos y servir.

Nutrición: calorías 100, grasa 2, fibra 4, carbohidratos 7, proteína 5

Bolas de pavo y queso

Tiempo de preparación: 25 minutos Porciones: 8

ingredientes:

- 1 lb de pechuga de pavo, sin piel; deshuesada y molida
- . taza de parmesano; rallado
- . taza de leche de coco
- 2 tazas de mozzarella; rallado
- . taza de harina de almendras
- 1 cucharada de condimento italiano
- 3 cucharadas de ghee; derretido
- 1 cucharadita de ajo en polvo
- Spray de cocina

Indicaciones:

1. Tomar a bol y mezclar todos los ingredientes excepto el parmesano andm el spray de cocción y remover bien.

2. Forma bolas medianas de esta mezcla, recubre cada una en el parmesano y organíjalas en tu freidora de aire

3. Engrasar las bolas con spray de cocina y cocinar a 380 ° F durante 20 minutos.

Nutrición: Calorías: 210; Grasa: 12g; Fibra: 2g; Carbohidratos: 4g; Proteína: 14g

Mozzarella y ensalada de tomate

Tiempo de preparación: 17 minutos Porciones: 6

ingredientes:

- Tomates de 1 libra; en rodajas

- 1 taza de mozzarella; triturada

- 1 cucharada de jengibre; rallado

- 1 cucharada de vinagre balsámico

- 1 cucharadita de pimentón dulce

- 1 cucharadita de chile en polvo

- . cucharadita de cilantro, tierra

Indicaciones:

1. En una sartén que se ajuste a su freidora de aire, mezcle todos los ingredientes excepto la mozzarella, la lazo, introduzca la sartén en la freidora de aire y cocine a 360 ° F durante 12 minutos

2. Dividir en cuencos y servir frío como aperitivo con la mozzarella espolvoreada por todas partes.

Nutrición: Calorías: 185; Grasa: 8g; Fibra: 2g; Carbohidratos: 4g; Proteína: 8g

Salsa de queso de ajo

Tiempo de Preparación: 15 minutos Porciones: 10

ingredientes:

• Mozzarella de 1 lb; triturada

• 6 dientes de ajo; picados

• 3 cucharadas de aceite de oliva

• 1 cucharada de tomillo picado.

• 1 cucharadita de romero; picado.

• Una pizca de sal y pimienta negra

Indicaciones:

1. En una sartén que se adapte a su freidora de aire, mezcle todos los ingredientes, batir muy bien, introducir en la freidora de aire y cocinar a 370 ° F durante 10 minutos.

2. Dividir en cuencos y servir de inmediato.

Nutrición: Calorías: 184; Grasa: 11g; Fibra: 3g; Carbohidratos: 5g; Proteína: 7g

Dip de pollo de búfalo

Tiempo de preparación: 20 minutos

Porciones: 4

ingredientes:

- 1 1/2 tazas de queso Cheddar medio rallado, dividido.

- 2 cebolletas, cortadas en el sesgo

- 8 onzas de queso crema lleno de grasa; Suavizado.

- 1 taza cocida; pechuga de pollo en dados

- 1/2 taza de salsa de búfalo

- 1/3 taza de jalapeños en escabeche picado.

- 1/3 taza de aderezo de rancho lleno de grasa

Indicaciones:

1. Coloque el pollo en un tazón grande. Agregue queso crema, salsa de búfalo y aderezo de rancho. Remover hasta que las salsas estén bien mezcladas y en su mayoría suaves. Doblar en jalapeños y 1 taza de Cheddar.

2. Vierta la mezcla en un plato de hornear redondo de 4 tazas y coloque el Cheddar restante en la parte superior. Coloque el plato en la cesta de la freidora de aire.

3. Ajuste la temperatura a 350 grados F y ajuste el temporizador durante 10 minutos. Cuando haya terminado, la parte superior será marrón y la inmersión burbujeante. Tapa con cebolletas en rodajas. Servir caliente.

Nutrición: Calorías: 472; Proteína: 25.6g; Fibra: 0.6g; Grasa: 32.0g; Carbohidratos: 9.1g

Salsa de pimientos y queso

Tiempo de preparación: 25 minutos Porciones: 6

ingredientes:

- 2 rodajas de tocino, cocidas y desmenuzadas

- 4 onzas de parmesano; rallado

- Mozzarella de 4 oz; rallado

- 8 onzas de queso crema, suave

- 2 pimientos rojos asados; picados.

- Una pizca de sal y pimienta negra

Indicaciones:

1. En una sartén que se adapte a su freidora de aire, mezcle todos los ingredientes y batir muy bien.

2. Introduzca la sartén en la freidora y cocine a 400 ° F durante 20 minutos. Dividir en cuencos y servir frío

Nutrición: Calorías: 173; Grasa: 8g; Fibra: 2g; Carbohidratos: 4g; Proteína: 11g

Propagación del hinojo

Tiempo de preparación: 25 minutos

Porciones: 8

ingredientes:

- 3 bulbos de hinojo; recortado y cortado en cuñas

- 4 dientes de ajo; Picada

- 1/4 taza de parmesano; rallado

- 3 cucharadas de aceite de oliva

- Una pizca de sal y pimienta negra

Indicaciones:

1. Ponga el hinojo en la cesta de la freidora de aire y hornee a 380 ° F durante 20 minutos.

2. En una licuadora, combina bien el hinojo asado con el resto de ingredientes y pulsa bien

3. Poner el untable en a ramekin, introducirlo en la freidora y cocinar a 380 ° F durante 5 minutos más

4. Dividir en cuencos y servir como un chapuzón.

Nutrición: Calorías: 240; Grasa: 11g; Fibra: 3g; Carbohidratos: 4g; Proteína: 12g

Bocadillo de judías verdes

Tiempo de preparación: 17 minutos Porciones: 4

ingredientes:

- Judías verdes de 12 onzas; recortadas

- 1 huevo; batido

- 1 taza de parmesano; rallado

- cucharadita de pimentón dulce

- Una pizca de sal y pimienta negra

Indicaciones:

1. Tomar a bol y mezclar el parmesano con sal, pimienta y el pimentón y remover.

2. Poner el huevo en un bol separado, Dragar las judías verdes en huevo y luego en la mezcla de parmesano

3. Organice las judías verdes en la cesta de su freidora de aire y cocine a 380 ° F durante 12 minutos.

Nutrición: Calorías: 112; Grasa: 6g; Fibra: 1g;

Carbohidratos: 2g; Proteína: 9g

postre

Guiso de fresas

Tiempo de preparación: 30 minutos Porciones: 4 Ingredientes:

• Fresas de 1 lb; reducidas a la mitad

• 1 . tazas de agua

• 1 cucharada de jugo de limón

• 4 cucharadas de stevia

Indicaciones:

1. En una sartén que se ajuste a su freidora de aire, mezcle todos los ingredientes, la lacle, ponga

en la freidora y cocinar a 340°F durante 20 minutos

2. Dividir el guiso en tazas y servir frío.

Nutrición: Calorías: 176; Grasa: 2g;

Fibra: 1g; Carbohidratos: 3g; Proteína: 5g

Galletas de jengibre

Tiempo de Preparación: 25 minutos Porciones: 12

ingredientes:

- . taza de mantequilla; derretida
- 2 tazas de harina de almendras
- 1 taza se desvía
- 1 huevo
- cucharadita de nuez moscada, molida
- . cucharadita de canela en polvo
- 2 cucharaditas de jengibre, rallado
- 1 cucharadita de extracto de vainilla

Indicaciones:

1. Tomar a tazón y mezclar todos los ingredientes y batir bien.

2. Cuchara pequeñas bolas de esta mezcla en una hoja de hornear forrada que se ajusta a la freidora de aire forrada con papel de pergamino y aplanarlas

3. Poner la sábana en la freidora y cocinar a 360°F durante 15 minutos

4. Enfriar las galletas y servir.

Nutrición: Calorías: 220; Grasa: 13g; Fibra: 2g; Carbohidratos: 4g; Proteína: 3g

Crema de grosella

Tiempo de preparación: 35 minutos Porciones: 4

ingredientes:

- 7 tazas de grosellas rojas

- 6 hojas de salvia

- 1 taza de agua

- 1 taza se desvía

Indicaciones:

1. En una sartén que se adapte a su freidora de aire, mezcle todos los ingredientes, la lazo, ponga la sartén en la freidora y cocine a 330 ° F durante 30 minutos

2. Deseche las hojas de salvia, divida en tazas y sirva frías.

Nutrición: Calorías: 171; Grasa: 4g; Fibra: 2g; Carbohidratos: 3g; Proteína: 6g

Pudín de chocolate

Tiempo de preparación: 30 minutos Porciones: 6

ingredientes:

• 24 onzas de queso crema, suave

• 12 onzas de chocolate negro; derretido

• . taza de crema pesada

• . taza de eritritol

• 3 huevos, batidos

• 1 cucharada de extracto de vainilla

• 2 cucharadas de harina de almendras

Indicaciones:

1. En un bol mezclar todos los ingredientes y batir bien.

2. Divida esto en 6 ramekins, colóelos en su freidora de aire y cocine a 320 ° F durante 20 minutos.

3. Conservar en la nevera durante 1 hora antes de servir

Nutrición: Calorías: 200; Grasa: 7g; Fibra: 2g; Carbohidratos: 4g; Proteína: 6g

Manzanas y peras de lima

Tiempo de preparación: 10 minutos

Tiempo de cocción: 15 minutos

Porciones: 4

ingredientes:

- 3 cucharadas de mantequilla, derretida

- 2 manzanas, con núcleo y cortadas en cuñas

- Jugo de 1 lima

- 2 peras, con núcleo y cortadas en cuñas

- 1 cucharada de canela en polvo

- 2 cucharadas de azúcar moreno

Indicaciones:

1. En su freidora de aire, combine las manzanas con las peras y los demás ingredientes, lad y cocine a 370 grados F durante 15 minutos.

2. Dividir en cuencos y servir.

Nutrición: calorías 204, grasa 3, fibra 4, carbohidratos 12, proteína 4

Pastel de manzana

Tiempo de preparación: 10 minutos

Tiempo de cocción: 25 minutos

Porciones: 6

ingredientes:

- 3 onzas de mantequilla, derretida

- 3 manzanas, peladas, con núcleo y en cubos

- 3 huevos

- 3 cucharadas de azúcar moreno

- 2 tazas de harina de almendras

- 1 cucharadita de extracto de vainilla

- 1/2 cucharadita de jugo de lima

Indicaciones:

1. En un bol, combinar la mantequilla con las manzanas, huevos y los demás ingredientes, batir, verter en una sartén de pastel, introducir en la freidora y cocinar a 360 grados F durante 25 minutos.

2. Enfriar el pastel, cortar y servir.

Nutrición: calorías 220, grasa 11, fibra 3, carbohidratos 15, proteína 7

Pastel de calabaza

Tiempo de preparación: 10 minutos

Tiempo de cocción: 30 minutos

Porciones: 8

ingredientes:

- 2 tazas de harina de coco

- 1 cucharadita de levadura en polvo

- 3/4 taza de azúcar

- 2 cucharadas de aceite vegetal

- 1 taza de leche de almendras

- 8 onzas de puré de calabaza en conserva

- Spray de cocina

- 1 huevo

- 1 cucharadita de extracto de vainilla

Indicaciones:

1. En un bol, combine la harina de coco con el polvo de hornear, el azúcar y los demás ingredientes excepto el aerosol de cocción, revuelva bien, vierta en una sartén de pastel engrasada con el aerosol, colóquela en su freidora de aire y cocine a 330 grados F durante 30 minutos.

2. Enfriar, cortar y servir.

Nutrición: calorías 192, grasa 7, fibra 7, carbohidratos 12, proteína 4

Brownies de queso crema

Tiempo de preparación: 35 minutos Porciones: 6

ingredientes:

- 3 huevos, batidos
- . taza de harina de almendras
- . taza de harina de coco
- . taza de leche de almendras
- 2 cucharadas de cacao en polvo
- 3 cucharadas.
- 6 cucharadas de queso crema, suave
- 3 cucharadas de aceite de coco; derretido
- 1 cucharadita de extracto de vainilla
- . cucharadita de bicarbonato de sodio
- Spray de cocina

Indicaciones:

1. Engrase una sartén de pastel que se ajuste a la freidora de aire con el aerosol de cocción.

2. Tomar a bol y mezclar el resto de los ingredientes, batir bien y verter en la sartén

3. Ponga la sartén en su freidora de aire, cocine a 370 ° F durante 25 minutos, enfríe los brownies, corte en rodajas y sirva.

Nutrición: Calorías: 182; Grasa: 12g; Fibra: 2g; Carbohidratos: 4g; Proteína: 6g

Barras de limón

Tiempo de preparación: 45 minutos Porciones: 8

ingredientes:

- 1 . tazas de harina de almendras
- 3 huevos, batidos
- . taza de mantequilla; derretida
- 1 taza de eritritol
- Ralladura de 1 limón, rallado
- Jugo de 3 limones

Indicaciones:

1. Tome a tazón y mezcle 1 taza de harina con la mitad del eritritol y la mantequilla, revuelva bien y presione en un plato de hornear que se ajuste a la freidora de aire forrada con papel de pergamino

2. Ponga el plato en su freidora de aire y cocine a 350 ° F durante 10 minutos.

3. Mientras tanto, en a bol, mezclar el resto de la harina con el eritritol restante y los demás ingredientes y batir bien

4. Extienda esto sobre la corteza, ponga el plato en la freidora de aire una vez más y cocine a 350 ° F durante 25 minutos

5. Enfríe; cortar en barras y servir.

Nutrición: Calorías: 210; Grasa: 12g; Fibra: 1g;

Carbohidratos: 4g; Proteína: 8g

Galletas de mantequilla

Tiempo de Preparación: 30 minutos Porciones: 12

ingredientes:

- 2 huevos, batidos
- 2 . taza de harina de almendras
- . taza se desvía
- . taza de mantequilla; derretida
- 1 cucharada de crema pesada
- 2 cucharaditas de extracto de vainilla
- Spray de cocina

Indicaciones:

1. Tomar un bol y mezclar todos los ingredientes excepto el spray de cocción y remover bien.

2. Forma 12 bolas de esta mezcla, ponerlos en a hoja de hornear que se ajusta a la freidora de aire engrasado con spray de cocción y aplanarlos

3. Ponga la hoja de hornear en la freidora de aire y cocine a 350 ° F durante 20 minutos

4. Servir las galletas frías.

Nutrición: Calorías: 234; Grasa: 13g; Fibra: 2g; Carbohidratos: 4g; Proteína: 7g

Pastel de coco y aguacate

Tiempo de preparación: 45 minutos Porciones: 6

ingredientes:

• 1 taza de coco, triturado

• 1 taza de puré de aguacate

• 2 cucharadas de ghee; derretido

• 3 cucharadas de stevia

• 1 cucharadita de canela en polvo

• 2 cucharaditas de canela en polvo

Indicaciones:

1. Tomar a bol y mezclar todos los ingredientes y remover bien.

2. Vierta esto en una sartén de pastel forrada con papel de pergamino, coloque la sartén en la freidora y cocine a 340 ° F durante 40 minutos. Enfriar el pastel, cortar y servir

Nutrición: Calorías: 192; Grasa: 4g; Fibra: 2g;

Carbohidratos: 5g; Proteína: 7g

Galletas mantecosas

Tiempo de preparación: 10 minutos

Tiempo de cocción: 20 minutos

Porciones: 4

ingredientes:

- 8 onzas de harina de almendras

- 2 cucharadas de azúcar blanco

- 2 huevos batidos

- 3 cucharadas de mantequilla, derretida

- 4 onzas de leche de almendras

- 1 cucharadita de bicarbonato de sodio

Indicaciones:

1. En un bol, combinar la harina con el azúcar y los demás ingredientes, y batir muy bien.

2. Forme galletas de esta mezcla, aplane luego, colótelas en la cesta de su freidora de aire y cocine a 380 grados F durante 20 minutos.

3. Organice las galletas en un plato y sirva.

Nutrición: calorías 190, grasa 8, fibra 1, carbohidratos 14, proteína 3

Barras de coco

Tiempo de preparación: 45 minutos Porciones: 12

ingredientes:

- 1 . tazas de harina de almendras

- . taza de crema de coco

- 1 . tazas de coco, en copos

- 1 yema de huevo

- nueces de taza; picadas.

- 1 taza se desvía

- 1 taza de mantequilla; derretida

- . cucharadita. extracto de vainilla

Indicaciones:

1. Tome a tazón y mezclar la harina con la mitad de la desviación y la mitad de la mantequilla, remover y presionar esto en la parte inferior de la sartén para hornear a que se ajusta a la freidora de aire.

2. Introduzca esto en la freidora de aire y cocine a 350 ° F durante 15 minutos

3. Mientras tanto, calentar una sartén con el resto de la mantequilla a fuego medio, añadir el resto de los ingredientes y el resto de los ingredientes, batir, cocinar durante 1-2 minutos, quitar el calor y enfriar

4. Extienda esto bien sobre la corteza, vuelva a poner la sartén en la freidora de aire y cocine a 350 ° F durante 25 minutos. Enfríe; cortar en barras y servir.

Nutrición: Calorías: 182; Grasa: 12g;

Fibra: 2g; Carbohidratos: 4g; Proteína: 4g

conclusión

Gracias por llegar al final de **Libro De Cocina De La Freidora De Aire Simple: Guía Para Principiantes Para Cocinar Deliciosas Recetas Cotidianas Con La Freidora De Aire Para Obtener Comidas Rápidas Y Sabrosas Para Usted Y Su Familia,** esperamos que sea informativo y capaz de proporcionarle todas las herramientas que necesita para lograr susobjetivos, sean cuales sean.

La freidora de aire puede tardar algún tiempo en acostumbrarse. Se necesita tiempo para determinar nuevos hábitos y familiarizarse con los métodos de reemplazo de alimentos, incluyendo cómo hacer que los alimentos baratos sean sabrosos y satisfactorios.

Pero si te mantienes al día, puede convertirse en un estilo de vida de reemplazo que es natural y conveniente. También puede conducir a algunas mejoras importantes en la salud, especialmente si usted sufre de cualquier condición, la dieta cetogénica resulta útil. Y una mejor salud puede significar menos visitas al médico y facturas médicas más bajas.

Finalmente, si este libro te pareció útil de alguna manera, ¡siempre se agradece una reseña!

Lightning Source UK Ltd.
Milton Keynes UK
UKHW022302130821
388799UK00005B/46

9 781803 756776